ESSAI

SUR LA

PARALYSIE MERCURIELLE

PAR

ALBERT DESTAY

DOCTEUR EN MÉDECINE DE LA FACULTÉ DE PARIS.

PARIS

IMPRIMERIE DE V. GOUPY ET JOURDAN

71, RUE DE RENNES, 71

1879

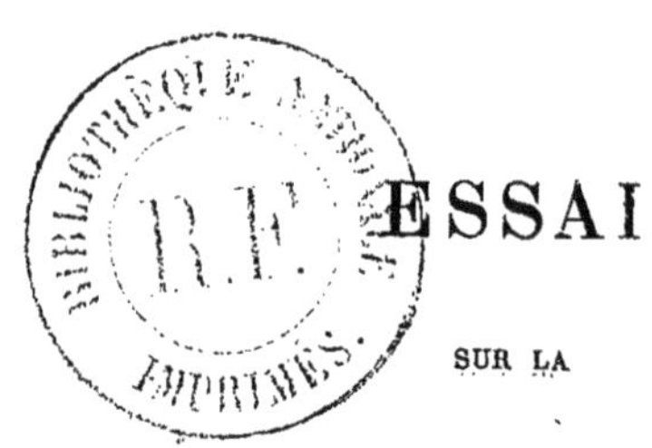

ESSAI

SUR LA

PARALYSIE MERCURIELLE

PARIS. — IMP. V. GOUPY ET JOURDAN, RUE DE RENNES, 71.

ESSAI

SUR LA

PARALYSIE MERCURIELLE

PAR

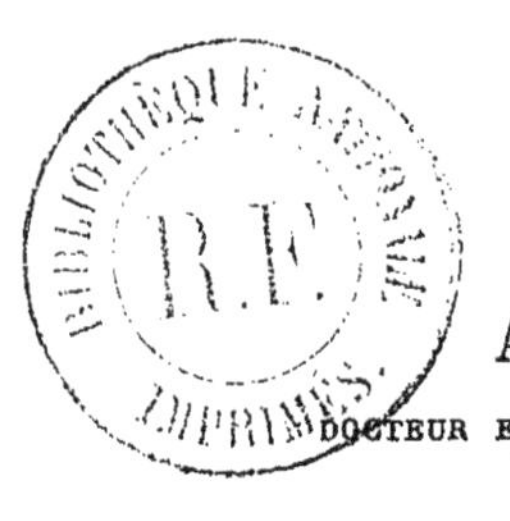

ALBERT DESTAY

DOCTEUR EN MÉDECINE DE LA FACULTÉ DE PARIS.

PARIS

IMPRIMERIE DE V. GOUPY ET JOURDAN

71, RUE DE RENNES, 71

—

1879

A LA MÉMOIRE DE MES PARENTS

A MES AMIS

A MON PRÉSIDENT DE THÈSE

M. LE PROFESSEUR BROUARDEL

Professeur de médecine légale à la Faculté de Médecine de Paris
Médecin de l'hôpital de la Pitié

ESSAI

SUR LA

PARALYSIE MERCURIELLE

HISTORIQUE

Si l'on interroge les auteurs qui se sont occupés des accidents produits par le mercure, il faut arriver jusqu'à Rhazès (1) pour voir signalée la paralysie mercurielle. Rhazès avait en outre noté l'affaiblissement de l'ouïe, de la vue, les troubles de l'intelligence. Ces faits passèrent inaperçus des médecins qui se succédèrent dans les siècles suivants. Ce n'est qu'au commencement du XVIe siècle, à l'époque de la querelle des mercurialistes et des antimercurialistes, que le mercure fut de nouveau accusé par Benedictus Victor (2) de produire la paralysie du mouvement et de la sensibilité, les troubles de la vue et de l'ouïe, l'épilepsie et l'apoplexie.

Au même moment, Fernel (3), dans son livre sur les maladies vénériennes, raconte le malheur d'un ouvrier qui, en dorant un meuble d'argent, devint stupide, sourd et presque muet pour avoir respiré la vapeur de mercure.

1. Rhazès, cité par Dietrich. *Maladies mercurielles*, Leipzig, 1837.
2. Benedictus Victor. *Liber de morbo Gallico*, 1551.
3. Fernel. *De luis venereæ curatione*, 1557.

Forestus (1), antimercurialiste comme Fernel, rapporte qu'un doreur devint paralytique en s'exposant aux vapeurs du même métal. De tous côtés on signale les accidents redoutables dus au mercure. Olaüs Borrichius (2) publie dans les Actes de Copenhague l'observation d'un Allemand qui passait sa vie à dorer des lames de métal. Ce malheureux, n'ayant pas assez pris de précautions pour éviter les fumées mercurielles, fut attaqué d'un vertige très-violent, d'un serrement de poitrine considérable et d'asphyxie. Son visage était cadavéreux, ses membres étaient agités de convulsions et on le croyait mort, lorsque différents alexipharmaques le firent suer et le rendirent à la vie.

Ramazzini (3), dans son traité des maladies des artisans, insista sur les troubles de l'intelligence qui accompagnent d'ordinaire les paralysies. Il eut l'occasion de voir un jeune doreur qui, ne se préservant pas assez des vapeurs mercurielles, tomba dans la cachexie. Son visage était pâle et cadavéreux, ses yeux gros sa respiration difficile, son esprit aliéné, stupide, son corps languissant et paresseux. D'après lui, les vapeurs de mercure rendaient les doreurs sujets aux vertiges, à l'asthme, à la paralysie et leur donnaient un aspect morne et la pâleur de la mort. Très-peu de ces ouvriers, disait-il, vieillissent dans leur métier, et s'ils résistent quelque temps, leur état devient si malheureux que la mort leur paraît préférable et qu'ils la désirent avec empressement.

1. Forestus. *Médicinæ theoricæ et praticæ*, libri XXVIII, 1602.
2. Olaus Borrichius. Actes de Copenhague, 1677.
3. Ramazzini. *De morbis artificum diatriba*, 1700.

C'est à peu près dans les mêmes termes que s'était exprimé longtemps avant Ulric de Hutten (1), en parlant des malades soumis aux traitements mercuriels au début si violents et si grossiers. « Adeo durum erat hoc curationis genus ut perire morbo complures quam sic levari mallent. » Car il n'était pas rare, au milieu de ces horribles traitements par les sueurs et la salivation, de voir les dents tomber, la bouche entière se gangréner et, à part les accidents spécifiques du mercure sur la bouche, on observait fréquemment à leur suite les symptômes d'un empoisonnement par une substance métallique, c'est-à-dire le tremblement ou la paralysie d'un ou de plusieurs membres.

Les voyageurs qui visitèrent les mines de mercure, plus à même d'étudier la maladie mercurielle que tous les auteurs que nous venons de citer, rapportent dans leurs récits de nombreux exemples de paralysie. Que l'on se transporte aux mines du Frioul avec Walter Pope (2), ou aux mines d'Almaden avec Jussieu et Théophile Roussel, on y verra les ouvriers devenir, au bout d'un certain temps, paralytiques.

Voici ce qu'écrivait Walter Pope sur les mines du Frioul : « Les ouvriers travaillent pour un Jules par jour, qui ne vaut que 6 ou 7 sous, et ils n'y résistent pas longtemps, car, bien qu'aucun d'eux ne reste sous terre plus de six heures, ils deviennent tous paralytiques, les uns plus tôt, les autres plus tard, et ils meurent de consomption. Nous y avons vu un homme qui, depuis plus de six mois, n'avait travaillé à la mine; il était si

2. Ulric de Hutten. *De Guaiaci medicina et Morbo Gallico*, 1519.

1. Walter Pope. *Transactions philosophiques*, 1665.

rempli de mercure, que, lorsqu'il mettait une pièce de cuivre dans sa bouche, elle devenait aussitôt blanche comme de l'argent ; il en était de même lorsqu'il la frottait avec ses doigts. Il produisait ainsi le même effet que s'il eut frotté du mercure sur cette pièce, et il était tellement paralytique qu'avec ses deux mains il ne pouvait porter à sa bouche un verre à moitié plein de vin sans le répandre. »

Jussieu, dans son mémoire adressé en 1719 à l'Académie des sciences, s'étend sur le procédé suivi à Almaden pour extraire le mercure du cinabre et appelle incidemment l'attention sur quelques maladies, comme l'enflure des parotides, les aphthes, la salivation, qui se montrent chez les forçats employés au travail des mines tandis que les travailleurs libres en sont exempts.

Théophile Roussel, dans le voyage qu'il fit en Espagne en 1848, s'arrêta quelques semaines à Almaden. Il put donc étudier de près les différentes maladies des mineurs de ce bourg, et on peut dire que c'est lui qui le premier a donné de l'intoxication mercurielle une bonne description.

« On voit, dit-il, dans la dernière période de l'intoxication les malades perdre leurs forces et devenir comme paralytiques. Il reste toujours à ces malheureux un tremblement presque continuel qui prend par moments le caractère convulsif; mais ce tremblement ne s'accompagne plus d'aucune douleur comme dans les calambres. Les facultés intellectuelles s'affaissent aussi, particulièrement la mémoire. Quelques-uns de ces malades, qui sont déjà impropres à toute espèce de travail, peuvent encore marcher et j'en ai vu un dans la rue marchant avec un bâton le long des murs qui m'a offert le plus curieux spectacle. Il faisait un pas en avant, puis s'arrêtait rejetant la tête et le tronc en arrière comme s'il se fut trouvé en présence d'un fantôme, puis il se rejetait encore en avant comme un homme qui va tomber. »

Th. Roussel visita dans leurs maisons quelques paralytiques qui depuis plusieurs années ne se levaient plus de leur chaise, ne pouvaient plus ni s'habiller ni même manger seuls ; deux d'entre eux avaient tellement perdu la mémoire et la faculté sinon de comprendre au moins de s'exprimer, qu'il était absolument impossible d'en rien obtenir ; leur physionomie était empreinte de stupidité et ils n'articulaient que des sons vagues et confus. On les gardait dans les maisons au coin du feu, assujettis dans une chaise comme des enfants en bas âge.

Le mercure était aussi regardé comme une cause de folie, et Cullerier, quoique n'en ayant jamais vu d'exemples, admettait la possibilité de la chose.

On serait presque tenté de taxer d'exagération ceux qui dès le XVIe siècle attribuaient au mercure les attaques d'épilepsie, d'apoplexie survenant chez des doreurs. On pourrait croire à une simple coïncidence, et supposer que le mercure avait plutôt une part indirecte qu'une part directe sur la production des accidents nerveux. Mais dans ces dernières années Küssmaul (1) a confirmé le dire des anciens auteurs, et nous voyons dans son ouvrage sur le mercurialisme constitutionnel des chapitres consacrés à l'apoplexie, à l'aphonie, à la paralysie mercurielles.

1. Küssmaul. *Recherches sur le mercurialisme*, 1861.

A partir de ce moment, la paralysie n'est plus étudiée comme le dernier terme de l'hydrargyrisme ; ou la voit le plus souvent occupant un seul membre ou prenant la forme hémiplégique. Ce n'est plus la paralysie de la cachexie telle qu'on l'observe dans les mines, mais une paralysie qui présente quelque analogie avec celle de l'intoxication saturnine, qui tantôt occupe les extenseurs du membre supérieur, tantôt envahit toute une moitié du corps à la suite de troubles cérébraux plus ou moins graves.

C'est aussi en nous plaçant à ce point de vue que nous nous sommes proposé de l'étudier ici, nous aidant des observations de Foot publiées en 1874 dans le *Journal des sciences médicales de Dublin*, et de celles consignées dans la thèse de M. Hallopeau présentée au concours de l'agrégation pour l'année 1878.

Grâce à l'accueil bienveillant qui nous a été fait par M. Rendu, nous avons pu suivre dans son service un malade atteint de paralysie mercurielle ; qu'il nous permette de lui adresser ici nos sincères remerciements.

DÉFINITION ET DIVISION

Les muscles sont paralysés lorsque la fibre musculaire n'est plus soumise à l'influx physiologique, ou lorsqu'elle est primitivement le siége d'un trouble de nutrition qui a pour résultat l'atrophie.

La paralysie est dite centrale, si elle dépend d'une lésion cérébrale ou médullaire; périphérique, si elle est due à une lésion des nerfs répandus dans les muscles. Ces paralysies sont appelées névropathiques. (Falck.)

On appelle paralysies myopathiques (Falck), celles qui surviennent à la suite d'une dégénérescence graisseuse des muscles. Ce sont des amyotrophies (Gubler).

On observe les premières chez des sujets qui n'ont eu que des accidents mercuriels légers, salivation, tremblement, accès épileptiformes, et qui à part cela peuvent jouir d'une bonne santé générale, tandis que les secondes se voient exclusivement dans la période cachectique.

Nous ne nous occuperons dans ce travail que des paralysies névropathiques.

Dans un premier chapitre nous examinerons les causes de ces paralysies; puis nous rapporterons un certain nombre d'observations recueillies dans les ouvrages français et étrangers, auxquelles nous joindrons une importante observation personnelle. Dans un chapitre suivant nous grouperons les différents symptômes notés dans ces observations et, d'après leur fréquence relative, nous ferons connaître ceux qui peuvent être considérés comme faisant habituellement partie du cortége symptomatique, et ceux qui, au contraire ne sont qu'incidemment liés à l'existence de ces paralysies. Le chapitre consacré à la pathogénie nous permettra d'émettre quelques hypothèses sur l'origine et le mécanisme de ces paralysies. Quant au diagnostic, nous nous efforcerons surtout de faire ressortir les analogies et les différences qui existent entre les paralysies mercurielles et les paralysies d'autre nature, principalement celles qui reconnaissent aussi pour cause une intoxication quelconque. Après avoir consacré quelques lignes au pronostic, nous arriverons au traitement. Nous dirons ce que conseille l'hygiène et nous passerons en revue les médications employées jusqu'à ce jour.

ETIOLOGIE

La paralysie survient chez ceux qui subissent l'intoxication mercurielle, que cette intoxication soit thérapeutique, professionnelle ou accidentelle; mais tous n'y sont pas également sujets. Il y a une prédisposition dont il faut tenir compte, une résistance très-inégale qui ne peut guère s'expliquer que par des différences de tempérament.

On ne peut vivre au milieu d'une quantité de mercure assez considérable sans éprouver d'accidents, surtout si la surfare évaporante est assez étendue, si la température est assez élevée; alors d'abondantes vapeurs mercurielles se répandent dans l'atmosphère et produisent l'intoxication. Ainsi, en 1810, pendant les grandes chaleurs, sur le vaisseau le *Triomphe* qui transportait 130 tonneaux de mercure, le métal s'étant échappé des barils qui le contenaient, les hommes de l'équipage furent presque tous atteints de ptyalisme, d'ulcérations et de paralysies partielles. A une basse température, le mercure est encore dangereux, puisque Merget a démontré qu'il émettait des vapeurs à — 40° et que ces vapeurs pouvaient dans un espace libre, être projetées jusqu'à 1,700 mètres de distance. Si les accidents sont moins à redouter, ils peuvent néanmoins se produire comme l'ont fait remarquer bien des médecins dans leurs observations, comme l'a relaté entre autres M. Lefèvre, médecin de la marine à Rochefort, qui, au mois de décembre 1846, fit coucher plusieurs malades dans une salle peu chauffée où, trois semaines auparavant, on avait fait évaporer deux kilogrammes de mercure.

A ces causes vient naturellement s'ajouter le mode d'absorption. L'absorption la plus dangereuse est sans contredit celle qui se fait par le poumon. Y sont exposés tous les ouvriers qui emploient le mercure, comme les doreurs sur métaux, les étameurs de glaces, les chapeliers, les constructeurs de baromètres et principalement les mineurs. Depuis plusieurs années, depuis que la dorure à la pile tend à remplacer la dorure au mercure, on voit bien rarement l'intoxication chez les doreurs. Ce n'est plus que dans un petit nombre d'ateliers qu'ils sont encore exposés aux vapeurs mercurielles qui se répandent dans l'air lorsqu'on chauffe à un feu assez vif l'objet de cuivre recouvert d'amalgame.

Les chapeliers emploient toujours pour le sécrétage des peaux, opération qui prépare les poils au feutrage, la solution de nitrate acide de mercure ainsi formée :

Mercure.	7 à 8	parties
Acide nitrique.	60	—
Acide arsenieux.	3 à 4	—
Deuto-chlorure de mercure.	1 à 3	—

Les étameurs de glaces s'intoxiquent autant maintenant qu'autrefois, le procédé usité étant toujours le même.

Ce sont surtout les travailleurs des mines qui présentent les symptômes de l'hydrargyrisme ; la stomatite, le tremblement, les crampes, les paralysies, les troubles de l'intelligence. La paralysie arrive chez eux à la dernière période de l'intoxication alors qu'ils sont plongés dans la cachexie. Ce n'est point une paralysie partielle, mais une paralysie généralisée, on pourrait presque dire une paralysie générale.

La thérapeutique peut aussi produire l'hydrargyrisme, que le mercure soit ordonné en frictions ou en fumigations, ou bien qu'il soit administré par la bouche. Les fumigations, si employées jadis, produisaient fréquemment les phénomènes de l'intoxication ; et, bien des malades, qui avaient été à même d'en juger les effets, refusaient de s'y soumettre. On a presque partout abandonné les fumigations dans le traitement des maladies vénériennes ; c'est par la bouche qu'on fait prendre ordinairement le mercure. Il est donné sous forme de pilules, à petites doses par conséquent, ce qui fait que le malade s'arrête dès que l'intoxication commence, dès que la salivation apparaît. Les frictions avec l'onguent mercuriel, qui sont d'un usage journalier, donnent fréquemment lieu au ptyalisme, à la stomatite ; mais personne, que nous sachions, ne les avait signalées comme pouvant donner lieu à la paralysie mercurielle. Aussi l'observation suivante, que nous empruntons à Foot, nous semble intéressante à un double point de vue ; d'abord, à cause de l'apparition rapide des accidents, ensuite, parce qu'elle est un exemple remarquable de paralysie partielle reconnaissant une cause exclusivement locale.

Observation I.

Foot. — *Journal des sc. méd. de Dublin*, 1874.

Un bouvier, âgé de 33 ans, d'une robuste constitution, était admis le 10 avril 1871 à l'hôpital pour une paralysie et une anesthésie de la main et de l'avant-bras droits. Le 13 mars, un peu plus de trois semaines auparavant, il avait pratiqué quelques frictions d'onguent mercuriel sur des bœufs atteints de pleuro-pneumonie. Pendant tout l'hiver il avait pu le faire impunément, mais, dans cette dernière circonstance, il avait négligé toutes les précautions nécessaires. Ayant perdu la vessie dont il s'enveloppait habituellement les doigts et n'en ayant pas trouvé d'autre, il prit à pleine main la pommade mercurielle; de plus, au lieu de se laver dans l'eau chaude comme il en avait l'habitude, il se lava dans l'eau froide. Le lendemain à son réveil il trouva sa main droite engourdie et comme paralysée; il chercha à la ranimer par différents moyens, mais ce fut en vain elle resta inerte et sans forces. Trois semaines après il demanda à entrer à l'hôpital. La main présentait alors plutôt une parésie qu'une paralysie complète, cependant elle ne serrait guère. Le dynamomètre donnait une force de 13 kilog. à la main droite, et de 30 kilog. à la main gauche; le malade était dans l'impossibilité de faire exécuter à sa main des mouvements d'extension, de flexion, d'adduction et d'abduction ; il se plaignait de picotements dans les doigts; les muscles du bras et le deltoïde n'étaient point paralysés. Il n'y avait pas d'atrophie.

Si l'intoxication est rapide, comme dans le cas observé à bord du *Triomphe* et dans celui de Foot, la paralysie peut être le premier et parfois le seul symptôme de l'hydrargyrisme. Quand la paralysie au lieu d'être accidentelle est professionnelle, elle est presque toujours précédée de stomatite ou de tremblement. Une certaine parésie occupant un ou plusieurs membres accompagne souvent le tremblement, et augmente peu à peu pour devenir paralysie complète à mesure que celui-ci disparaît.

On a cru remarquer que l'hydrargyrisme était plus commun chez les hommes forts, sanguins, que chez les sujets petits et nerveux, plus fréquent chez les ouvriers qui ont commencé assez tard à travailler dans les ateliers où l'on emploie le mercure, que chez ceux qui ont débuté dans leur enfance.

Ceux qui n'observent pas les règles d'une bonne hygiène, qui négligent les soins de propreté, qui prennent l'habitude de manger dans les ateliers, de ne pas quitter leurs habits en sortant de leur travail, enfin ceux qui se livrent à des accès alcooliques, ont toutes les chances possibles de ne pas échapper à l'intoxication.

La maladie mercurielle est relativement rare. On n'emploie plus maintenant le mercure à hautes doses dans le traitement de la syphilis. En outre, les progrès de l'industrie tendent à restreindre son usage. Il reste malgré cela quelques professions telles que celle des ouvriers employés dans les mines et celle des miroitiers qui de temps en temps fournissent des victimes à l'hydrargyrisme.

OBSERVATIONS

Nous avons déjà cité tout à l'heure une observation qui nous avait semblé surtout remarquable par son côté étiologique. Nous avons vu qu'il s'agissait d'une paralysie partielle de l'avant-bras.

Dans les observations suivantes nous trouverons un ensemble symptomatique beaucoup plus complexe; affaiblissement musculaire, troubles variés de la sensibilité et même de l'intelligence, accès épileptiformes; tous ces symptômes s'observent tour à tour ou simultanément.

L'observation II est celle d'une femme forte, vigoureuse, qui travaillait dans une fabrique de glaces. Après avoir présenté du tremblement, des vertiges, un affaiblissement de la mémoire et de l'intelligence, cette femme ressentit une grande faiblesse générale, eut des douleurs, des crampes, puis une paralysie du bras droit. Enfin, elle eut des hallucinations, du délire, de l'aphonie et de la cécité. Tous ces phénomènes s'amendèrent, la mémoire et le jugement revinrent, la cécité disparut, mais le bras droit resta toujours faible sans avoir diminué de volume. Les réflexes étaient exagérés, la contractilité électrique était conservée. Cette femme, qui n'était pas syphilitique eut, pendant qu'elle travaillait à l'étamage des glaces, deux enfants, qui ne vécurent que quelques semaines.

Voici son histoire telle qu'elle est racontée par Küssmaul, dans un chapitre consacré à l'apoplexie et à la paralysie mercurielles.

Observation II.

(Küssmaul). — *Recherches sur le mercurialisme*, 1861.

La femme du tailleur B... de Furth me consulta le 13 août 1861. Elle m'avoua avoir travaillé sept années entières, déduction faite des attaques de tremblement, dans l'étamage des glaces, et me dit avoir quitté son métier il y a 7 ans. Jadis, elle était forte, bien portante. Après un travail de 5 ans dans la fabrique de glaces, elle fut prise d'un tremblement qui dura onze semaines et s'accompagna de céphalalgie, de vertiges, d'affaiblissement de la mémoire et de l'intelligence. Elle revint travailler dans la même fabrique et fut reprise au bout d'un an d'un tremblement si violent qu'elle fut pendant trente semaines dans l'impossibilité de se livrer à ses occupations journalières. Encore une fois elle voulut essayer l'étamage, mais six semaines après elle devint de nouveau si malade qu'elle renonça à son travail habituel et quitta la fabrique pour n'y plus rentrer.

D'après son dire et celui de son mari, la maladie qui l'obligea la troisième fois à rester chez elle aurait débuté par une grande faiblesse générale qui envahit d'abord le bras gauche, et s'étendit ensuite au bras droit. Dans une seule journée elle aurait eu trois syncopes, la première occasionnée par la chute d'un objet de vaisselle qui, en tombant à terre lui causa une vive frayeur. A partir de ce moment la faiblesse et le tremblement général prirent un accroissement rapide, si bien que la malade dut garder la chambre pendant quelques jours. Peu après, cette femme fut prise de douleurs très-vives et de crampes qui, d'après sa description, paraissent avoir été toniques au bras droit. Ces crampes durèrent trois jours. Après leur disparition, on constata que le bras droit était paralysé et tombait pendant le long du corps ; de temps en temps il était agité par du tremblement et des secousses convulsives. La malade fut obligée de garder le lit pendant six semaines ; elle fut prise d'une grande faiblesse intellectuelle, d'hallucinations, de délire, d'aphonie et de cécité presque complète ; elle perdit les cheveux et ne se remit qu'à la longue. La mémoire et le jugement revinrent peu à peu, elle put de nouveau parler et voir. Le tremblement disparut aussi, mais le bras droit ne retrouva plus sa force d'autrefois. Aujourd'hui encore il est atteint de parésie et la plus légère excitation suffit pour y provoquer du tremblement.

Cette femme est grande et vigoureusement constituée, légèrement pâle ; elle a de beaux cheveux noirs. Le bras droit paraît un peu plus maigre que le bras gauche, néanmoins il a été impossible de constater par la mensuration une différence d'épaisseur entre les deux ; aucun muscle n'est diminué de volume. De temps en temps on remarque un vif tremblement qui n'a lieu que dans le bras droit ; celui-ci, depuis quelques années, a retrouvé assez de forces pour permettre à la femme de s'occuper de quelques travaux faciles, de se coiffer, par exemple, de tricoter, mais cela pendant quelque temps seulement, car elle ne tarde pas à éprouver des douleurs ; la couture est impossible. Les piqûres d'aiguilles, le moindre attouchement produisent de vifs mouvements réflexes. Les pointes du compas ne sont perçues qu'à deux millimètres au bout des doigts. Tous les muscles répondent à l'influx électrique d'une manière parfaite.

Cette femme n'a eu aucune éruption sur la peau et ne s'est jamais plainte de douleurs osseuses ; ses yeux ne présentent aucune anomalie. Le mari n'a travaillé que neuf mois et n'a jamais été malade. Sur six enfants qu'ils ont eus, quatre sont encore vivants et bien portants, âgés de 16, 5 et 4 ans ; le dernier a 15 mois. Deux sont morts, le premier il y a 10 ans, le second 3 ans après ; ils étaient chétifs et n'ont vécu que deux mois et demi environ. Ainsi les deux qui sont morts, sont précisément ceux qui ont été conçus et mis au monde dans les dernières années que les parents travaillaient à la fabrique de glaces.

Dans le même chapitre, Küssmaul mentionne un cas de paralysie complète des membres, à l'exception du bras gauche, observé dans la clinique d'Oppolzer. Le malade dont il s'agit présentait un tremblement mercuriel grave, lorsque quarante-six jours avant sa mort, il fut atteint de paralysie après avoir eu quelques convulsions. Le mouvement revint dans le bras droit, mais la paralysie des jambes persista. C'est là un cas bien authentique de paralysie complète sans tremblement.

La contractilité électrique était parfaitement conservée.

A la suite de l'observation que nous avons rapportée dans l'étiologie, Foot cite le cas d'un peintre en décors qui, dans son métier, était obligé d'employer beaucoup plus de vermillon que de plomb ; il devait, d'après cet auteur, être exposé plutôt aux accidents de l'intoxication mercurielle qu'à ceux de l'intoxication saturnine. Nous résumons l'observation.

Observation III.

(Foot). — *Journal des sciences médicales de Dublin*, 1874.

Un peintre en décors entra à l'hôpital le 29 octobre 1872, dans le service de Robert Smith, pour un tremblement assez prononcé et une faiblesse musculaire très-notable du côté gauche. Il n'avait jamais eu de coliques, ses gencives étaient légèrement décolorées et saignaient facilement. On n'a pas observé d'atrophie musculaire. Il avait eu un mois avant son entrée à l'hôpital des attaques dans lesquelles il perdait connaissance. Ces attaques suivies de coma étaient certainement de nature épileptique; la parésie du bras et de la jambe avait été précédée de douleurs. Le dynamomètre de Robert et Collin donnait 1 kilog. 1[2 à la main gauche et 20 kilog. à la main droite.

Le malade n'avait pas d'albumine dans les urines. Les yeux ne présentaient rien d'anomal.

Pas de syphilis.

Ainsi, tremblement, douleurs, faiblesse musculaire sans atrophie, du côté gauche, attaques épileptiformes, tels sont les symptômes principaux offerts par ce malade.

L'observation IV est empruntée à la thèse de M. Hallopeau, nous y voyons un homme vigoureux, qui n'est ni syphilitique, ni alcoolique, frappé d'hémiplégie mercurielle après avoir eu de la céphalalgie, des fourmillements, des engourdissements et des douleurs.

Observation IV.

(Hallopeau). — *Thèse d'agrégation*, 1878.

G..., 32 ans, fabricant de baromètres, entre le 8 mai 1877, à l'hôpital Temporaire.

C'est un homme vigoureux, ancien mécanicien, ne présentant aucune affection antérieure, n'ayant pas d'antécédents de paralysie dans sa famille. Il n'est ni syphilitique ni alcoolique.

Il travaille dans les baromètres depuis trois ans.

Il y a dix-huit mois, on laissa par négligence un flacon de mercure débouché ; on ne le retrouva qu'un an après complétement vide; l'atelier était très-chauffé, ce qui favorisait l'évaporation du métal.

Depuis dix-huit mois, céphalalgie, fourmillements, engourdissements dans les bras et les jambes, douleurs dans les jointures, perte d'appétit, amaigrissement.

Il y a huit mois, les fourmillements devinrent plus intenses et continuels dans le bras et la jambe gauches. De plus, ils étaient plus lourds et obéissaient mal à la volonté. Un matin, au réveil, notre malade était paralysé incomplètement du bras gauche, de la jambe gauche, de la langue ; il pouvait à peine parler. La figure n'était pas déviée.

Il ne sentait ni son bras, ni sa jambe, il pouvait encore marcher avec une canne. Il resta ainsi quarante-huit heures, et le surlendemain en se réveillant il n'était plus paralysé. Il conserva cependant un peu de faiblesse dans le bras gauche, rien à la jambe.

A son entrée à l'hôpital les troubles paralytiques n'existent plus, mais il y a des troubles sensitifs bien appréciables.

Analgésie très-marquée sur la face dorsale des deux avant-bras, un peu sur la partie droite de la poitrine et aux deux régions temporales.

Pas d'analgésie aux membres inférieurs.

Pas de perte de la sensibilité tactile ni de retard en aucun point du corps.

Le malade dont il s'agit dans l'observation suivante, empruntée comme la précédente, à la thèse de M. Hallopeau, est un miroitier jouissant habituellement d'une bonne santé, n'ayant dans ses antécédents ni syphilis, ni alcoolisme. Il ressentit d'abord des fourmillements, des douleurs dans les membres, puis il eut de la paralysie diffuse avec un peu de tremblement et de l'hémianesthésie droite. Les organes des sens participèrent à cette hémianesthésie. Le malade se plaignit d'amaurose et d'élancements dans l'oreille droite. Les glandes salivaires droites étaient très-douloureuses.

Observation V.

(Hallopeau). — *Thèse d'agrégation*, 1878.

Bournique, 44 ans, miroitier, entre le 13 novembre 1876, à l'Hôtel-Dieu, service de M. Frémy.

Depuis 5 ans il travaille à l'étamage des glaces et a toujours joui d'une bonne santé. Jamais dans son métier il ne s'est servi d'aucun métal autre que le mercure.

Il y a six semaines le malade a ressenti dans la plante des pieds des fourmillements qui ont bientôt gagné les jambes et les cuisses ; la sensibilité de ces parties devient aussi très-obtuse, le malade croyait marcher sur du carton et déjà ces désordres paraissaient plus accusés du côté droit.

A la même époque, douleurs vives dans toutes les articulations du membre supérieur, suivies trois semaines après de fourmillements dans la main, l'avant-bras et le bras ; glandes salivaires droites très-douloureuses et abondante salivation.

Le malade n'est ni alcoolique ni syphilitique.

Il y a trois mois, transpiration abondante, mais exclusivement du côté droit.

Etat actuel. — État général assez bon, téguments pâles, chairs flasques. Si on le fait marcher il ne s'avance pas avec assurance, il a de la peine à lever les pieds et cependant il ne les glisse pas complètement sur le parquet. Les yeux fermés, il chancelle et penche du côté droit. Les bras n'ont plus de vigueur, les mains serrent avec peine l'objet qu'elles tiennent, la force musculaire presque nulle à droite, est un peu mieux conservée à gauche et cependant le malade n'est pas gaucher ; si on lui fait étendre les deux bras il y a du tremblement manifeste, mais ce tremblement est beaucoup plus manifeste à droite qu'à gauche.

La sensibilité de la peau au toucher, à la douleur, à la température, est variable suivant les régions ; en général on peut dire qu'elle est beaucoup diminuée, abolie en certains points à droite.

L'anesthésie est complète à droite depuis les malléoles jusqu'à l'ombilic; le bras droit et l'avant-bras droit, sauf son bord interne, sont aussi complétement insensibles au contact. A la partie interne et postérieure de la jambe gauche, à la moitié inférieure de la face antérieure de la cuisse gauche le malade n'a nullement la sensation du contact.

La sensibilité au toucher existe, bien que très-diminuée, dans dans les autres parties du corps, c'est-à-dire aux deux pieds, à la face antérieure de la jambe gauche, dans la moitié supérieure et aux faces interne externe et postérieure de la cuisse gauche, dans la moitié gauche de l'abdomen, au thorax, au dos, au cou, à la face, aux deux mains, au membre supérieur gauche sauf la main, au bord interne du bras et de l'avant-bras droits. Dans tous les points ou la sensibilité tactile persiste, Elle est beaucoup plus émoussée du côté droit. La recherche de la sensibilité cutanée peut donc se résumer ainsi : anesthésie plus ou moins complète de toute la moitié droite du corps avec quelques points insensibles à gauche.

L'analgésie est complète au bras droit, à la partie externe l'avant-bras droit, dans la moitié droite de l'abdomen, aux deux cuisses sauf la moitié antérieure et supérieure de la cuisse gauche.

L'exploration de la sensibilité avec un objet froid donne pour résultat : insensibilité aux deux jambes, à la cuisse droite, à la moitié droite du tronc, au bras et à l'avant-bras droits.

Les muqueuses et les organes des sens participent aussi à cette sorte d'hémianesthésie droite.

Quand on pique la langue avec la pointe d'une épingle, c'est à peine si le malade a conscience qu'on le touche ; il en est de même du palais et du pharynx, une cuiller promenée dans l'arrière-gorge ne produit aucun phénomène réflexe. Le goût est très-diminué ; si on pose de chaque côté de la langue un peu de sulfate de quinine, le malade n'en a nullement conscience.

L'odorat est très-émoussé, car en mettant un flacon d'ammoniaque sous le nez du malade celui-ci n'en est pas incommodé.

La conjonctive oculaire est complétement insensible à droite. Le malade ne voit pas distinctement de l'œil droit les objets placés à quelque distance ; la pupille droite est plus dilatée.

L'ouïe est conservée, mais le malade se plaint d'élancements dans l'oreille droite.

La sensibilité électro-musculaire paraît nulle à droite, car, la contractilité électro-musculaire étant conservée, le malade n'a nullement conscience des mouvements exécutés par son pied.

Nous avons, pendant nos recherches, trouvé dans la thèse de M. Douglas Aigre, l'observation d'un nommé Bournègue miroitier, qui entra dans le service de M. Dumontpallier, au mois de février 1878 ; il était âgé de 45 ans. Nous avons pensé que le même individu avait eu deux noms différents, et que l'observation que nous allons rapporter pouvait être regardée comme la continuation de celle qui précède.

Observation VI.

Douglas Aigre. — *Etude clinique sur la métalloscopie,* 1879.

Le nommé Bournègue (Jean), âgé de 45 ans, miroitier, entre le 1er février 1878 dans le service M. Dumontpallier, salle Saint-Raphaël n° 39, pour une hémiplégie droite accompagnée d'hémianesthésie complète du même côté.

Cet homme, dont le métier consiste à étamer des glaces, a présenté quelques signes de l'intoxication mercurielle, tremblement, salivation abondante, chute de quelques dents. Entré à l'hôpital pour ces accidents, il fut traité par l'iodure de potassium et les bains sulfureux.

Il a affirmé n'avoir jamais fait d'excès. Du reste, il ne présente aucun signe d'alcoolisme ou d'infection syphilitique. Il n'a jamais eu de rhumatismes. Il y a cinq ans il eut une pneumonie; il y a trois ans, une bronchite aiguë.

Son père est mort subitement d'une indigestion ; sa mère se plaignait souvent de douleurs rhumatismales. Le début de sa maladie actuelle remonte au 27 décembre 1877.

En se réveillant, il trouve la moitié droite de son corps engourdie. Il se lève cependant, mais en prenant son pantalon il tombe et reste étendu sur le plancher sans connaissance pendant plus de vingt minutes. Après être revenu à lui, il remonte comme il peut dans son lit; mais il lui est impossible de se servir de son bras droit et de sa jambe droite qui sont, dit-il, d'une roideur extrême et contournés.

Déjà, depuis plusieurs jours, il souffrait d'une douleur continue très-vive, déchirante, dans la région sus-orbitaire droite; elle avait même été précédée d'une douleur diffuse occupant tout le front et s'irradiant dans le reste de la tête. Cette douleur s'exaspérait deux ou trois fois dans la journée, surtout le soir. Enfin, il avait remarqué que sa vue se troublait du côté droit et que souvent il éprouvait de la difficulté à abaisser la paupière supérieure.

A la suite de son attaque, il garda le lit pendant quatre jours sans pouvoir faire le moindre mouvement du côté paralysé ; pas de céphalalgie, mais tête lourde et pesante.

Les mouvements revinrent le sixième jour; ils apparurent d'abord dans le bras droit, puis dans la jambe droite. La roideur disparut peu à peu. Au fur et à mesure qu'elle disparaissait des fourmillements survenaient, ils devinrent bientôt continus. Dès lors, il put marcher mais avec difficulté, en s'aidant d'un bâton et en s'appuyant aux meubles.

Il remarqua que sa vue avait beaucoup faibli du côté paralysé, que l'oreille droite n'entendait plus. D'ailleurs, depuis le jour de son attaque elle était le siége de bourdonnements constants semblables au roulement d'une voiture.

Il resta dans cet état tout un mois sans faire de traitement et se traînant avec difficulté.

Etat actuel, 4 *février* 1878. — Le malade présente une hémiparésie droite ; il fauche en marchant et se sert difficilement du membre supérieur.

On le reçut dans le service le jour de la consultation, parce qu'il présentait une hémianesthésie bien nette du côté de la paralysie. Tous les sensibilités sont abolies, contact, douleur, température. On traverse la peau de part en part sans provoquer de douleurs ni faire saigner.

La tête, le cou, le tronc, sont aussi insensibles. Une forte pression exercée sur les masses musculaires n'est même pas sentie. La muqueuse buccale, la langue, les lèvres, peuvent être piquées impunément dans leur moitié droite.

Le malade ne sent pas les odeurs du côté paralysé.

L'amertume de la coloquinte n'est pas perçue de ce côté.

La pupille droite est dilatée ; la vue est presque nulle, il voit continuellement des brouillards très-épais qui empêchent de discerner les objets même très-rapprochés.

L'examen ophthalmoscopique est négatif.

L'ouïe est complétement abolie, bourdonnements continuels.

A gauche tous ces organes sont intacts.

Troubles du mouvement. — La paralysie faciale est peu prononcée ; le voile du palais est légèrement abaissé du côté paralysé.

La langue est un peu déviée à gauche ; pendant la mastication il porte les aliments à gauche ; à droite, ils donnent la sensation de plâtre, de terre, et s'engagent facilement entre les dents et la joue.

La parole est comme embarrassée : il semble au malade que sa langue est très-épaisse et qu'elle emplit la bouche. D'ailleurs les mots n'arrivent plus aussi rapidement pour exprimer la pensée.

Au dynamomètre la force musculaire est nulle.

Le chatouillement de la plante du pied droit provoque des réflexes exagérés.

Pour marcher, l est obligé de s'aider de la vue. Il lui semble qu'il marche sur du coton, du caoutchouc. Rencontre-t-il une aspérité, son pied, malgré lui, se relève avec force.

Lenteur de la miction, léger affaiblissement des facultés intellectuelles principalement de la mémoire.

En résumé, cet homme trouve un matin, en se réveillant, la moitié droite de son corps engourdie, se lève, perd connaissance pendant 20 minutes et devient hémiplégique. Les mouvements reviennent 6 jours après l'attaque ; la vue, l'ouïe sont très-affaiblies du côté paralysé. Un mois après, le malade a encore de l'hémiparésie, de l'hémianesthésie, une parole embarrassée et un affaiblissement de l'intelligence. La vue et l'ouïe sont presque complétement abolies ; les réflexes sont exagérés.

La sensibilité est revenue et l'œil a recouvré la perception nette des couleurs.

Nous avons recueilli l'observation VII dans le service de M. Rendu. Le malade qui en fait le sujet a déjà été observé, à plusieurs reprises, dans les hôpitaux et son histoire avait été rapportée dans la thèse de M. Hallopeau. Mais, si l'on tient compte de la différence complète entre les symptômes constatés à cette époque et ceux que le malade présente aujourd'hui, nous pensons que nous serons autorisé à considérer cette observation comme inédite et personnelle.

Observation VII

Le nommé Auguste S..., âgé de 22 ans, est entré à l'hôpital Ménilmontant le 1er juillet 1879, dans le service de M. Rendu.

Ce malade a eu, dans son enfance, quelques légers accidents de scrofule. D'après ce qu'il raconte, sa mère a probablement succombé à la tuberculose. Il n'a pas eu la syphilis ; pas d'épileptiques dans sa famille.

Le père de S... travaillait dans l'étamage des glaces, et il prit lui-même cette profession à l'âge de 11 ans. Moins d'un an après, il aurait eu un léger tremblement des mains qui aurait disparu au bout de 4 mois par l'usage du lait et des bains de vapeur. Deux ans plus tard, le tremblement revint, cette fois beaucoup plus marqué et occupant encore les deux mains.

De véritables crises épileptiformes, ayant lieu deux ou trois fois par mois, s'étaient déclarées à l'âge de 13 ans : le malade tombait à terre en poussant un cri et se débattait, il y avait perte de connaissance; l'attaque ne durait pas moins d'une demi-heure et se composait de plusieurs accès consécutifs. La crise terminée, il y avait de la céphalalgie et des vomissements. Ces attaques se produisent encore maintenant, et sont annoncées par une sorte de vertige, d'obscurcissement de la vue qui permet au malade de s'asseoir ou de se coucher pour éviter la chute.

A part ces convulsions épileptiformes et de fréquentes atteintes de stomatite, S... n'eut aucun accident particulier jusqu'en 1876, quoiqu'il n'eût jamais cessé son métier, sauf pendant une quinzaine de jours. A ce moment-là, il entra à l'hôpital Beaujon dans le service de M. Gubler pour un affaiblissement du bras droit. Le poignet était un peu fléchi et la main légèrement tombante, les doigts pouvaient encore remuer, et la flexion était possible jusqu'à un certain point. Il y aurait eu, au dire du malade, de l'insensibilité sur toute la moitié droite du corps, assez accentuée au bras et assez faible partout ailleurs. Le bras droit avait perdu la sensibilité au tact, à la douleur, au froid et au chaud, la jambe droite était atteinte d'une parésie légère.

Après être resté 3 mois à l'hôpital où il fut électrisé par les courants interrompus, le malade sortit presque guéri (fin 76).

S... reprit son métier.

En mars 1878, il entra à l'Hôtel-Dieu pour une pleurésie gauche. On trouva à ce moment que les deux bras étaient symétriquement amaigris et que le malade serrait moins fort de la main droite que de la main gauche. On ne constata aucun trouble de la sensibilité.

Sorti de l'hôpital, S... alla passer six mois à la campagne et ne revint pour reprendre son travail qu'à la fin de 1878. En janvier 1879, il eut une attaque épileptiforme dans la rue et fut conduit à l'hôpital Temporaire, où il ne resta qu'une quinzaine de jours.

Le malade travaillait régulièrement et ne ressentait aucune faiblesse musculaire, lorsque, vers le 20 juin, il éprouve des fourmillements et de l'engourdissement dans les doigts de la main droite. Le lendemain matin, quand il se réveilla, la main était légèrement fléchie et le bras très-affaibli, mais il n'y avait pas d'anesthésie. Ce n'est qu'au bout de 5 à 6 jours que les troubles de la sensibilité et de la motilité en arrivèrent où nous les observons aujourd'hui.

Etat actuel. — 1er juillet. Le bras droit offre le type de la paralysie radiale, la main tombe inerte dans la flexion. Le malade ne peut la relever ni lui faire exécuter des mouvements de latéralité; il ne peut serrer aucun objet, mais si l'on vient à saisir le poignet et qu'on maintienne la main relevée, il serre un peu, et le dynamomètre donne 5 kil. à la main droite, et 45 kil. à la main gauche: dans cette position, de petits mouvements d'écartement des doigts sont possibles.

Le coude étant placé dans la demi-flexion, quand on commande au malade de le maintenir énergiquement et de résister au mouvement d'extension, on voit que le long supinateur est complétement flasque.

Les mouvements de flexion et d'extension de l'avant-bras sur le bras, ainsi que les différents mouvements de l'épaule se font librement.

Les deux membres sont assez grêles, mais, ni à la vue ni à la mensuration, on ne constate aucune différence de volume entre les deux avant-bras. L'avant-bras droit est plus flasque, comme tout membre paralysé, mais il n'y a pas d'atrophie. La contractilité musculaire est très-bien conservée, tous les muscles réagissent bien au courant électrique; peut-être y a-t-il un léger degré de parésie au membre inférieur droit.

Sur la main, l'avant-bras et le bras, anesthésie complète au tact, à la douleur et au froid. On peut avec une épingle traverser un pli de la peau sans que le malade en ait sensation.

Sur le moignon de l'épaule la sensibilité, dans les divers modes, commence à être moins obtuse, mais il y a encore, comparativement à l'autre côté, une anesthésie assez marquée que l'on retrouve également sur la moitié droite de la face, du nez, de la langue, des lèvres, du tronc, et sur le membre inférieur droit. Dans les points où l'anesthésie est peu accentuée, il n'y a pas de retard de la sensibilité.

Les réflexes sont peu prononcés.

Pas de troubles des sens.

Les désirs vénériens sont plutôt augmentés que diminués.

Affaiblissement assez notable de la mémoire portant surtout sur les faits anciens.

Il n'y a pas actuellement de stomatite ; le malade a de mauvaises dents et a perdu plusieurs molaires inférieures ; pas de salivation. Du côté de la parotide droite on observe un phénomène curieux ; cette glande se gonfle et devient énorme ; il suffit au malade de mâcher quelque temps de la racine de pyrèthre et d'appuyer légèrement sur la tumeur pour que celle-ci s'affaisse entièrement en laissant échapper un flot de salive. Ce phénomène se reproduit tous les cinq jours environ ; il avait été observé déjà en 1876 par M. Gubler, qui pratiqua le cathétérisme du canal de Stenon et retira à plusieurs reprises, d'après le malade, des bouchons de muco-pus et de petits graviers.

Les particularités importantes de cette observation sont : 1° les crises épileptiformes caractérisées par une perte de connaissance avec cri initial, survenant chez un individu qui n'a pas d'épileptiques dans sa famille et qui n'a pas contracté la syphilis ; 2° une anesthésie limitée à toute une moitié du corps mais plus marquée sur le membre paralysé ; 3° une paralysie partielle du bras offrant tous les caractères de la paralysie radiale.

SYMPTOMES

La paralysie mercurielle reconnaît deux origines : elle est périphérique ou centrale.

1° *Paralysie périphérique.* — Si la paralysie occupe des groupes musculaires innervés par un seul nerf, si pendant toute sa durée elle ne s'accompagne d'aucun trouble de l'activité cérébrale, on peut la considérer comme d'origine périphérique. On y est d'autant plus fondé que cette paralysie se complique d'anesthésie lorsqu'il s'agit d'un nerf mixte. De plus, l'absence de mouvements réflexes dans le domaine du nerf paralysé ne permet point le doute.

La perte du mouvement peut apparaître d'une façon brusque et inattendue, comme dans le cas rapporté au chapitre de l'étiologie ; un individu se couche bien portant et le lendemain à son réveil il trouve son bras paralysé. Parfois, il existe des prodromes et le malade se plaint de fourmillements, d'engourdissements, de crampes et de douleurs dans le membre qui sera paralysé. Ce n'est souvent qu'au bout de plusieurs jours que la paralysie arrive à son maximum.

La paralysie périphérique paraît occuper de préférence les extenseurs de l'avant-bras ; c'est du moins ce qui ressort des deux observations se rapportant à ce genre de paralysie.

Nous voyons, en effet, dans l'observation I que Foot,

bien qu'il ne donne pas de longs détails sur la motilité des muscles pris isolément, mentionne très-nettement l'impossibilité pour son malade d'étendre, de fléchir la main, et d'exécuter des mouvements de latéralité.

Chez notre malade il n'y a pas de doute possible et sa paralysie présente tous les caractères de la paralysie radiale ; chute de la main en flexion complète, extension impossible, impuissance des fléchisseurs qui sont privés de leur contre-poids naturel, absence de mouvements d'adduction et d'abduction, paralysie absolue du long supinateur, mouvements d'écartement des doigts encore possibles ; tels sont, en résumé, les symptômes qu'il présente et auxquels pourrait s'appliquer en entier la description de Duchenne (de Boulogne).

Comme dans la paralysie radiale, la contractilité musculaire est conservée.

Les mouvements réflexes sont diminués.

2° *Paralysie centrale.* — Cette paralysie est précédée de céphalalgie, de pesanteur de tête, de bourdonnements d'oreilles, de tremblements, de fourmillements, de douleurs dans les membres. Quelques malades ont même des vertiges et des crises épileptiformes.

Ces vertiges, ces accidents épileptiformes auxquels les auteurs n'avaient accordé qu'une médiocre attention, méritent, d'après nous, qu'on s'y arrête un instant, car nous les trouvons signalés dans la plupart des observations.

Tantôt le malade a de la céphalalgie, puis il est pris de vertige au milieu de ses occupations, au milieu d'une conversation ; il lui reste le temps de s'asseoir ou bien il chancelle, il s'affaisse lentement sur lui-même.

Tantôt sans avoir eu d'aura epileptica il tombe sans connaissance en poussant un cri et il est pris de convulsions : Rarement il y a des morsures à la langue. L'attaque n'est pas unique, elle se compose de plusieurs accès subintrants, ou encore se répète deux ou trois fois dans la même journée. Dans l'intervalle de ses attaques le véritable épileptique possède toutes ses facultés ; ce n'est qu'au bout d'un certain temps que la déchéance intellectuelle arrive et que le malade présente tous les signes de l'aliénation mentale ; dans l'épilepsie mercurielle au contraire, il y a toujours altération de l'intelligence et perte de la mémoire.

Après avoir présenté différents prodromes, les malades éprouvent un étourdissement ou perdent connaissance, et lorsqu'ils reviennent à eux il leur est impossible de faire exécuter un mouvement à toute une moitié du corps ; ils sont hémiplégiques.

Assez souvent, la perte du mouvement n'est pas aussi accentuée, il y a plutôt de l'hémiparésie que de l'hémiplégie et les malades marchent encore en tirant la jambe.

Il existe aussi du tremblement, mais nous ne pouvons rien avancer sur la fréquence de ce symptôme.

Comme dans l'hémorrhagie cérébrale, il peut y avoir déviation de la langue et embarras de la parole.

Les mouvements réflexes au lieu d'être diminués ou abolis comme dans les paralysies périphériques, sont notablement augmentés.

Dans une observation de Küssmaul, la paralysie occupait au début les membres inférieurs et le bras droit ; peu après elle quitta le bras pour rester localisée aux deux jambes ; peut-être pourrait-on inférer de là, qu'il existe aussi une paralysie d'origine spinale ?

Les éléments sensitifs se trouvant intimement unis aux éléments moteurs, il arrive souvent qu'une modification morbide qui abolit les fonctions nerveuses amène simultanément la perte du sentiment et du mouvement. Cependant les éléments moteurs sont quelquefois respectés et l'insensibilité existe seule. Comme la paralysie, l'anesthésie peut être disséminée sur les différentes parties du corps, localisée à un membre ou bien prendre la forme hémiplégique ; elle va de l'obtusion simple à l'anéantissement le plus complet.

A l'anesthésie proprement dite s'ajoute l'insensibilité à la douleur et à la température. On peut pincer le malade, le piquer, passer une épingle à travers un pli fait à la peau il ne sent rien ; il ne peut non plus distinguer le froid du chaud.

Dans l'hémianesthésie les sens sont atteints à des degrés variables.

La vue est diminuée, l'acuité est moindre et le champ visuel est considérablement rétréci. L'affaiblissement peut même aller jusqu'à la cécité. L'odorat peut être atteint, et le malade ne sent plus du côté anesthésié ni l'ammoniaque, ni la teinture de musc. Le goût est également perdu dans la moitié correspondante de la langue.

Parfois c'est sur l'organe de la voix que le mercure fait spécialement sentir son influence. Alors il existe de l'aphonie qui ne peut être attribuée qu'à la paralysie des muscles intrinsèques du larynx.

Les malades présentent une excitation génitale plus ou moins forte, ils ont des érections fréquentes. Faut-il, à l'exemple de Th. Roussel, attribuer cette excitation vénérienne à une vie déréglée et à des habitudes alcooliques.

Nous croyons qu'il vaut mieux la rapporter à l'influence du mercure.

Quant aux troubles trophiques, il est permis de se demander s'ils existent. Les altérations dans la composition du sang sont, il est vrai, susceptibles de déterminer l'atrophie et nous voyons dans les fièvres graves l'intoxication produire un travail de dénutrition. En serait-il de même pour l'empoisonnement mercuriel? L'atrophie n'a été mentionnée que dans ces derniers temps. C'est croyons-nous M. Hallopeau, qui le premier, a attiré l'attention sur elle, tout en faisant remarquer que le silence des auteurs était presque unanime sur ce point. Si nous parcourons les quelques observations rassemblées dans notre travail, nous ne voyons l'atrophie notée dans aucune, et cependant les mensurations ont été faites avec soin. Nous l'avons recherchée sur le malade de M. Rendu, et nous devons avouer qu'il n'y avait pas de différence sensible entre le bras gauche et le bras droit paralysé. Les muscles étaient mous et flasques comme tous les muscles qui ont perdu le pouvoir de se contracter, de sorte qu'à simple vue on aurait facilement cru à une diminution de volume.

Pas plus que les forces physiques, les facultés intellectuelles ne résistent à l'influence nocive du mercure; dans la paralysie mercurielle nous observons toujours un affaiblissement de l'intelligence.

Les sujets atteints de paralysie mercurielle présentent, en outre, quelques symptômes secondaires peu importants en eux-mêmes, mais qu'il faut signaler parce qu'ils sont en quelque sorte le cachet apposé par l'intoxication sur l'origine et la nature des accidents.

La muqueuse buccale si souvent enflammée laisse voir des excoriations recouvertes par un exsudat d'un gris blanchâtre qui siégent à la face interne des joues ou sur les gencives, en formant une sorte de liséré. Lorsque ces phénomènes ont disparu, on trouve des gencives saignantes, fongueuses et des ulcérations cicatrisées. La périostite alvéolo-dentaire peut soulever les dents, les déchausser, les ébranler ; il est à remarquer que les molaires sont celles qui tombent les premières.

Les glandes salivaires peuvent participer à l'inflammation de la bouche ; de bonne heure influencées par le mercure elles deviennent turgescentes, plus volumineuses en raison de la fonction. Cette augmentation de volume va même quelquefois jusqu'à occasionner de la gêne et de la douleur.

Chez certains individus il existe un catarrhe gastro-intestinal, qui peut devenir grave à cause de sa persistance. Chez eux, l'effet dissolvant du mercure produit unc pâleur et une décoloration de la face. Mais, la bouffissure du visage, le gonflement des extrémités dus à l'altération du sang ne s'observent ordinairement que chez les ouvriers des mines arrivés à la dernière période de l'intoxication, c'est-à-dire à la période cachectique. Il est rare que les doreurs et les miroitiers présentent des symptômes de cachexie confirmée.

Quoiqu'il en soit, des expériences instituées par Wilbouchewitch, pour reconnaître l'action du mercure sur le sang, il résulte que les globules rouges diminuent et que les globules blancs augmentent lorsqu'on reste soumis aux émanations mercurielles. C'est le contraire qui se passe lorsqu'on se soustrait à la cause.

PATHOGÉNIE

Dans certains cas, la cause de la maladie mercurielle réside évidemment dans les centres nerveux; on voit apparaître la perte du mouvement au milieu de phénomènes qui rendent indubitable l'origine centrale. Quelquefois ce sont les prodromes de la congestion ou de l'hémorrhagie cérébrale; d'autres fois, il existe des accidents épileptiformes qui peuvent être rapportés à une anémie produite par l'influence destructive qu'exerce le mercure sur les globules rouges. On peut se demander si ce métal ne s'accumule pas dans le sang pour agir comme un poison et irriter les centres nerveux, si son action n'est pas comparable à celle des liqueurs spiritueuses. Ne voyons-nous pas, en effet, les mineurs arrivés à la dernière période de l'intoxication, présenter la même manière d'être que ceux qui, pendant longtemps, se sont adonnés aux boissons alcooliques. Une sorte de débilité, d'affaiblissement général, d'idiotisme se montre chez les uns et les autres. Outre les attaques épileptiformes qui sont assez communes, les malades ont parfois de véritables attaques d'apoplexie. Y a-t-il là hémorrhagie véritable, ou simplement apparence d'hémorrhagie : du sang en nature sort-il des vaisseaux ou bien ne s'échappe-t-il que de la sérosité; on n'en sait rien. Toujours est-il qu'un sang vicié peut causer l'altération des parois vasculaires et en favoriser la rupture. Faut-il rapprocher les hémiplégies mercurielles des hémiplégies hystériques et conclure à une affection purement nerveuse ? On peut rester dans le doute.

De tous les signes qui permettent d'affirmer qu'on a affaire à une paralysie d'origine cérébrale, c'est assurément la forme de cette paralysie qui a le plus de valeur. Une hémiplégie ne s'explique, en effet, que par une lésion des centres nerveux occupant l'hémisphère cérébral du côté opposé. A l'hémiplégie s'ajoute une anesthésie correspondante ; les mouvements réflexes sont conservés ou augmentés. Tels sont les caractères qui feront immédiatement penser à une lésion centrale.

Lorsque la paralysie, au lieu d'occuper toute une moitié du corps est limitée à un groupe de muscles, à un membre, c'est principalement au membre supérieur qu'on l'observe ; là elle semble se localiser sur les extenseurs et le malade paraît atteint d'une paralysie radiale. Il ne peut étendre la main sur l'avant-bras, les premières phalanges sur les métacarpiens ; les mouvements d'adduction, d'abduction sont abolis. Une pareille localisation doit, ce nous semble, être attribuée à l'action du mercure sur les parties atteintes ; mais la paralysie elle-même quelle cause reconnaît-elle ? Il n'y a pas lieu de la rapporter à une lésion médullaire comme on l'a fait pour la paralysie saturnine puisqu'il n'y a pas d'atrophie. Le mercure serait-il transporté par le sang, véhicule des poisons, sur les fibres musculaires pour détruire leurs propriétés contractiles ; ou bien agirait-il sur les éléments nerveux qui commandent à ces muscles ? Nous croyons qu'une lésion périphérique du radial est possible et qu'on peut rapprocher la paralysie mercurielle périphérique de la paralysie radiale *à frigore*, puisque dans l'une comme dans l'autre les muscles réagissent à l'influx électrique, puisque la contractilité électro-musculaire est conservée.

DIAGNOSTIC

Si l'on se trouve en présence d'un individu hémiplégique dont la profession nécessite l'emploi du mercure, il ne conviendra pas de dire pour cela qu'il s'agit d'une paralysie mercurielle. On devra rechercher si avant l'attaque il n'y a pas eu déjà de la céphalalgie, des fourmillements, des engourdissements, en général tous les phénomènes qui appartiennent aux congestions cérébrales; on interrogera le système circulatoire, on prendra le pouls du malade pour reconnaître si les artères ne sont pas dures, sinueuses, athéromateuses. On examinera le cœur, on cherchera dans les antécédents la syphilis, l'alcoolisme. Lorsque l'examen restera négatif, on sera bien forcé de mettre sur le compte de la profession les phénomènes présentés par le malade.

Des paralysies professionnelles s'observent chez les ouvriers qui emploient le plomb, l'arsenic, le mercure, le sulfure de carbone; mais il n'y a que dans les intoxications saturnine et mercurielle que la perte de mouvement prend la forme hémiplégique. Dans l'empoisonnement arsenical, comme dans l'empoisonnement par le sulfure de carbone, il y a de la paraplégie et non de l'hémiplégie.

Lorsqu'on a affaire à une paralysie supposée de cause mercurielle, on ne doit pas négliger l'examen de la bouche. On trouvera tantôt un liséré à la sertissure des incisives de la mâchoire inférieure principalement, tantôt quelques ulcérations ; on remarquera l'absence de molaires, ce qui permettra de conclure que le malade n'en est plus aux premiers accidents de l'intoxication, et qu'il a eu des stomatites plus au moins intenses.

Nous avons vu déjà que la paralysie périphérique occupait le plus souvent le bras, qui alors est dans l'attitude de la paralysie radiale. Le poignet est fléchi, les doigts ne peuvent plus s'étendre; le malade a perdu l'usage de sa main. Pour rechercher méthodiquement l'existence d'une telle paralysie, il sera bon de s'aider de l'exploration physiologique, telle que l'a pratiquée Duchenne (de Boulogne).

Après avoir placé le bras dans la demi-flexion et dans la demi-pronation, on engagera le malade à le fléchir ; si en s'opposant à ce mouvement on ne sent pas le long supinateur se durcir, il y a paralysie de ce muscle.

Lorsque, le bras étant dans l'extension et dans la pronation, la supination ne peut plus être obtenue sans que le biceps se contracte énergiquement, il y a paralysie du court supinateur.

Si le poignet, constamment infléchi à angle droit, ne peut être relevé par le malade, ni être mû latéralement quand il est posé sur un plan horizontal, les radiaux et le cubital sont paralysés. Quand le malade ne peut plus étendre ses premières phalanges sur les métacarpiens, les extenseurs communs des doigts le sont également.

Les interosseux ne sont pas atteints, puisque le malade, en plaçant sa main sur un plan horizontal, peu éloigner ou rapprocher ses doigts les uns des autres.

Les fléchisseurs se contractent avec énergie lorsqu'on maintient le poignet solidement relevé; la faiblesse de ces muscles n'est donc qu'apparente.

A l'exploration électrique on trouve que les muscles ont conservé leur contractilité él ectro-musculaire intacte.

Les symptômes de la paralysie mercurielle étant les mêmes que ceux de la paralysie radiale, ce n'est qu'à l'aide des commémoratifs qu'on posera le diagnostic.

Si le malade affirme s'être exposé à un courant d'air froid, s'être couché sur un sol humide ou avoir subi une compression directe sur le nerf radial, on pourra dire qu'il s'agit d'une paralysie de ce nerf.

Est-il possible de confondre la paralysie mercurielle avec la paralysie saturnine? Dans la paralysie saturnine le liseré gingival est noir ; il y a bien paralysie des extenseurs, mais le long supinateur est indemne; l'affection existe simultanément aux deux membres, il y a une atrophie rapide des masses musculaires et la contractibilité électrique est abolie ou au moins notablement diminuée.

La confusion ne se fera non plus avec les paralysies du membre supérieur qui auraient une autre origine toxique. On les reconnaîtra au moyen des signes appartenant aux divers empoisonnements.

Une tumeur placée sur le trajet du nerf radial peut déterminer la paralysie des muscles innervés par ce nerf ; mais dans ce cas la cause de la paralysie est tellement évidente qu'une erreur de diagnostic est impossible.

PRONOSTIC

L'hémiplégie mercurielle est grave ; elle peut disparaître, il est vrai, après un temps plus ou moins long, mais il n'en est pas toujours ainsi. Quelquefois elle s'améliore et le malade conserve pour le reste de ses jours une faiblesse musculaire, une sorte de parésie de toute la moitié du corps. D'autres fois, la paralysie quitte la jambe pour rester localisée au bras et en rendre l'usage difficile ou impossible.

Les troubles de la sensibilité générale ont une évolution variable, impossible à déterminer ; quant aux troubles de la sensibilité spéciale, ils disparaissent graduellement au bout d'un temps plus ou moins long.

L'aphonie cesse rapidement si l'on soustrait le malade à la cause qui l'a fait naître ; elle ne saurait inspirer d'inquiétudes.

Incomparablement moins grave que l'hémiplégie, la paralysie mercurielle du bras empêche cependant le malade de subvenir aux besoins de son existence. Elle dure généralement plusieurs semaines, les symptômes restent plus ou moins longtemps stationnaires suivant le mode de traitement employé ; comme la contractilité musculaire est toujours conservée, il sera facile d'en tirer parti pour hâter la guérison.

TRAITEMENT

La prophylaxie comprend un certain nombre de règles auxquelles ne doivent se soustraire ni les ouvriers ni les maîtres qui les emploient.

Le soir après le travail, plutôt que le matin, on fera répandre un demi-litre d'ammoniaque sur le sol de l'atelier. L'odeur pénétrante de ce gaz, au dire de Meyer, qui le premier en a conseillé l'emploi, rend l'atmosphère moins fade, moins suffocante et moins pénible pour les ouvriers.

De leur côté, les ouvriers observeront scrupuleusement les lois d'une bonne hygiène : ils seront d'une grande propreté, ne prendront pas leurs repas dans l'endroit où ils travaillent et changeront de vêtements pour rentrer chez eux. On leur conseillera de boire du lait tous les matins et de prendre des bains sulfureux deux ou trois fois par mois ; l'usage de l'alcool sera sévèrement proscrit.

Quel sera le traitement de la paralysie? Le médicament à employer de préférence aux autres, sera l'iodure de potassium préconisé en 1849 par Melsens et Natalis Guillot. On commencera par de faibles doses pour arriver jusqu'à 4 grammes par jour. Sous l'action de ce médicament le mercure rendu plus soluble s'éliminera par les urines. Cette médication est donc l'inverse de celle qu'on emploie d'ordinaire lorsqu'on donne un contre-poison, puisque la méthode de Melsens rend soluble l'agent toxique pour l'entraîner au dehors.

D'après Gubler, l'iodure de potassium favoriserait l'élimination du mercure, non pas en formant un iodure double, mais en produisant une dénutrition plus rapide qui mettrait en liberté le mercure immobilisé dans les organes.

On emploiera aussi les préparations sulfureuses dont les propriétés ont été vantées contre les poisons métalliques et principalement contre l'empoisonnement mercuriel. Il sera bon d'y ajouter des purgatifs et des sudorifiques.

A l'extérieur on pourra employer la strychnine en injections sous-cutanées ou suivant la méthode endermique. On se servira de sulfate de strychnine à la dose de 2 milligrammes.

L'électricité sera le meilleur mode de traitement et l'on usera des courants induits de préférence aux courants continus.

Dans les paralysies d'origine périphérique, on aura recours à la faradisation le plus tôt possible.

Dans celles d'origine cérébrale, on ne devra pas trop se hâter de l'appliquer, car dans les premiers mois qui suivent les attaques, l'électrisation ne donne aucun résultat favorable et peut produire des accidents fâcheux. Tant que sous l'influence d'excitations extérieures on constatera des contractures, il vaudra mieux s'abstenir.

CONCLUSIONS

1° Il existe deux formes de paralysie dans l'intoxication mercurielle.

A. — L'une est périphérique et affecte le type de la paralysie radiale.

B. — L'autre est centrale et affecte la forme hémiplégique; elle est souvent précédée d'accès épileptiformes et s'accompagne presque toujours de troubles de la sensibilité générale et spéciale. Le degré de l'affaiblissement musculaire est variable; il va de la simple parésie à la paralysie absolue.

2° Ces paralysies s'observent généralement chez des sujets que leur profession oblige à se servir de mercure, et qui ont eu déjà quelques légers accidents de mercurialisme; elle n'est nullement la conséquence de la cachexie. Voilà, selon nous, la différence capitale qui existe entre la paralysie que nous avons décrite et la paralysie des mineurs.

3° Le diagnostic de la forme périphérique devra se faire avec la paralysie radiale *a frigore* et avec la paralysie saturnine.

La forme centrale sera reconnue grâce à la connaissance de la profession du malade, à l'absence de troubles circulatoires ou de diathèses antérieures, et grâce à l'existence presque constante d'accès épileptiformes avant l'apparition de la paralysie.

4° Le pronostic n'est pas très-grave en ce sens que la mort n'est jamais la conséquence immédiate de ces paralysies: toutefois, il faut tenir compte de l'impotence fonctionnelle qu'elles laissent assez souvent après elles.

PARIS. — IMP. V. GOUPY ET JOURDAN, RUE DE RENNES, 71.

www.ingramcontent.com/pod-product-compliance
Ingram Content Group UK Ltd.
Pitfield, Milton Keynes, MK11 3LW, UK
UKHW021004220726
13924UKWH00002B/887

9 782019 246600